MÉTODO HOMO ARCTICUS

MÉTODO HOMO ARCTICUS

Método Homo Arcticus

2 % de energía para un 100% de efectividad

por Lee Strong

Tabla de Condenidos

Introducción: ¿Quién es el Homo Arcticus?

En la antigua región del Tíbet y el Himalaya, los monjes y sabios sabían cómo sobrevivir en las frías montañas nevadas con sólo un trapo alrededor de la cintura. Ellos controlaban la temperatura de su cuerpo sólo con su respiración. Esto ha sido intrigante para los occidentales hasta que el deportista holandés se sentó en el hielo en sus pantalones cortos y con el pecho desnudo. Apodado como 'Homo Arcticus', este atleta extremo es popular por su capacidad para soportar el frío de muy bajas temperaturas. También ha entrado en el libro Guiness de los récords mundiales de natación bajo hielo y de correr una maratón descalzo sobre hielo y nieve.

Este fenómeno no es nada nuevo en el mundo oriental, ya que los místicos y gurús han estado practicando esta técnica desde hace 5000 años. Esto se conoce como yoga Pranayama, donde el control de la respiración puede ayudarle a profundizar en su mente para controlar y alterar la resistencia física. Incluso hoy en día hay una tribu de sadhus/gurus conocidos como Akhadas que practican esto. Viven en la región del Himalaya con el pecho desnudo y apenas cubren sus genitales con un fino trozo de tela. Sobreviven en condiciones de frío extremo sin miedo ni enfermedad.

Primeros años

Nacido en Sittard, Limburgo (Países Bajos), se siente atraído por el agua fría desde su adolescencia. A la edad de diecisiete años saltó a un canal en un frío helado. El suicidio de su primera esposa lo llevó a concentrarse más en las técnicas para sobrevivir en temperaturas y ambientes bajos. Casado dos veces, tiene seis hijos.

Capítulo 1: Descubrimiento del Homo Arcticus

Homo Arcticus encontró que el hombre caminaba descalzo en frío y calor durante largas distancias antes de que existiera el transporte. El hombre primitivo podía sostenerse en climas extremos para llevar una vida larga y libre de enfermedades. La razón por la que podían sobrevivir era porque el hombre primitivo podía adaptarse al entorno en el que se encontraba. Esto intrigó al holandés y se puso a investigar sobre los hechos de cómo el hombre podía sobrevivir en regiones desérticas y frías. A pesar de tener todas las comodidades de hoy, quería simular el ambiente en el que el hombre primitivo sobrevivió, para recuperar la fuerza evolutiva ancestral.

Para su asombro, descubrió que es su respiración lo que los mantuvo en marcha y los ayudó en cada etapa de la vida. También descubrió que soportar dificultades extremas para el cuerpo y la mente puede llevar a sobrevivir en condiciones climáticas aún más difíciles. Esto le llevó a escalar el Monte Kilimajaro en pantalones cortos y zapatillas de deporte. Lo hizo en sólo 28 horas. Esto condujo a varios experimentos científicos sobre cómo el cuerpo y la mente se mantienen en sintonía para sobrevivir en condiciones climáticas extremas y también ayudan a curar enfermedades y dolencias.

Equilibrio entre el cuerpo y la mente

Hay varios beneficios para la salud de este cuerpo al utilizar la técnica de resistencia mental. Ayuda a los deportistas a concentrarse y fortalecerse en su deporte. Los deportes de resistencia necesitan la máxima concentración y fuerza mental posible. Homo Arcticus encontró una técnica que puede ayudar a alcanzar el enfoque, la concentración, la fuerza física y mental y mucho más. Sus tweets sobre cómo `como al nacer entras en este mundo inhalando y al salir exhalamos'. También afirma que 'cuando no se controla la mente esta se convierte en nuestro peor enemigo; mientras que cuando tenemos control sobre ella esta se torna el mejor aliado'.

En cierto modo, el método Homo Arcticus se parece más a la meditación. Necesitas sentarte en un lugar tranquilo y concentrarte en tu respiración. Esto en gran medida ayuda a mantener la mente tranquila y en sintonía con su entorno. Te vuelves 'consciente' /'atento'.

Ahora echemos un vistazo al Método Homo Arcticus.

Capítulo 2: Metodo Homo Arcticus

El método Homo Arcticus es simple, fácil de realizar y tiene beneficios para la salud a largo plazo. De hecho, se ha demostrado científicamente que funciona. Sentado en los confines de su casa, puede probarlo fácilmente. El holandés dice que desde que usamos ropa y vivimos en temperaturas controladas, nos hemos alejado del ambiente natural en el que nacimos para vivir. Nuestros cuerpos han perdido la estimulación natural que se requiere para sobrevivir y desempeñarse en este mundo. Hemos perdido el contacto con nuestro ser interior y lo hemos cubierto con capas artificiales de comodidades y lujos. El método Homo Arcticus te ayuda a redescubrir el poder interior que se puede encender y estimular, permitiéndote aprovechar el poder que yace dormido dentro de ti. Esto a su vez te hará feliz, saludable y fuerte.

Desde hace mucho tiempo, la investigación científica sobre el cuerpo, el equilibrio de la mente y sus efectos sobre el sistema inmunológico se lleva a cabo sin ningún resultado. Homo Arcticus Method en 2007 fue analizado en el Instituto Feinstein de Nueva York. Más tarde varios otros institutos también participaron en la investigación sobre el método Homo Arcticus. Concluyeron después de realizar varias pruebas que este método influye en el sistema nervioso auto inmune. Hasta entonces se creía que esto no era posible. En todo el mundo hay un creciente interés en este método y muchos estudios están en curso.

Estos son algunos de los estudios sobre la técnica Homo Arcticus que se están llevando a cabo. (fuentes en inglés)

www.sciencedirect.com/science/article/pii/S1053811918300673

www.radboudumc.nl/patientenzorg

today.wayne.edu/medicine/news/2017/02/10/wsu-gets-first-look-at-iceman-wim-hofs-brain-activity-in-new-research-collaboration-29748

El holandés, también llamado el gurú holandés del fitness, dice que nosotros, como seres humanos, podemos hacer frente a cualquier enfermedad entrando en nuestro cerebro y neutralizando la enfermedad. Asegura que esto puede prevenir la enfermedad y la depresión.

¿Cuál es realmente la Técnica/método?

Según Homo Arcticus, la respiración es el aspecto más importante para la supervivencia. Lo damos por sentado y no prestamos atención a nuestra respiración. Lo hacemos automáticamente sin pensar en ello. Es sólo cuando prestas atención y te concentras en tu respiración que te das cuenta de que la mayor parte del tiempo estás respirando superficialmente sin ningún efecto. Es aquí donde Homo Arcticus sugiere que te sientes tranquilamente en un lugar relajado y que respires profundamente 30 veces. Debe inhalar profundamente por la nariz y exhalar por la boca con un sonido 'uish'. Una vez hecho esto, necesita tomar una última respiración profunda y contenerla todo el tiempo que pueda y luego exhalar. Luego, inhale de nuevo y sosténgalo todo lo que pueda y vuelva a exhalar. Usted puede hacer esta respiración profunda tantas veces como pueda. El aspecto sorprendente de la respiración profunda es que puede realizar esta técnica sentado en su oficina, viajando en autobús o tren o incluso mientras ve la televisión. No hay ninguna regla de que se pueda realizar sólo una vez por la mañana. Usted puede realizar tantas veces como pueda en un día. No te va a causar ningún daño.

El gurú holandés del fitness afirma que una vez que se realiza la respiración profunda, los niveles de oxígeno en la sangre aumentan y la adrenalina fluye libremente por todo el cuerpo. Esto te dio una fuerza asombrosa que ni siquiera sabías que poseías. El aboga por la necesidad de combinar la respiración profunda con la exposición al frío para obtener beneficios mágicos para la salud. Dice que cuando se oxigena el cuerpo, el oxígeno también llega a los tejidos. Respirar no hace eso por sí solo. La exposición al frío extremo contribuye a ello. El tronco encefálico y el cerebro asumen que ya no hay oxígeno y desencadenan el brote de adrenalina en todo el cuerpo. La adrenalina es para sobrevivir y después de la exposición al frío y a la respiración profunda, se controla. Esta acción restablece su funcionalidad y el cuerpo trabaja a su nivel óptimo.

El holandés afirma que este método conducirá a beneficios para la salud como más energía, menos fatiga, fortalecimiento del sistema inmunológico y el alivio de varias enfermedades mentales como la depresión también. Siente que se trata de una hazaña super humana de resistencia provocada por su técnica de respiración combinada con la terapia de frío. Esta amalgama de cuerpo y mente es única y él siente que esto puede ayudar a la gente a llevar una vida libre de enfermedades. De hecho, existe una larga tradición de místicos y sabios que practican la conexión de mente y cuerpo a través de la meditación y la respiración profunda en condiciones climáticas extremas. Esto se conoce como yoga Pranayama. Pranayama significa respirar como prana y prana significa aliento. En las prácticas de Ashtanga y Hatha yoga, el Pranayama es el control de la respiración, que es la energía vital del cuerpo. Si no hay respiración, no hay vida. El yoga Pranayama ayuda a purificar la sangre y a mantener limpio el sistema respiratorio. Esto es muy útil para los pacientes asmáticos, ya que la respiración profunda enriquece la sangre con oxígeno. Esto va a los pulmones, corazón, cerebro y capilares permitiéndoles funcionar a su nivel óptimo.

El método Homo Arcticus es parecido a la Meditación

La técnica de respiración Homo Arcticus es similar a la meditación y a la atención. Es decir, te concentras en tu respiración. Está respirando aire frío y exhalando aire caliente. Usted debe sentir el aire frío que pasa por sus fosas nasales mientras inhala y el aire caliente mientras exhala. Observe que el aire que expulsa es caliente. Esto se debe a un proceso científico de producción de energía que también se llama fuerza vital. No permita que una sola respiración entre y salga de su nariz sin su consentimiento. Este es un ejercicio sencillo. Simplemente observe el aliento natural. No cambie el ritmo de su respiración. No fuerce su respiración. Concéntrate en tu respiración por un par de minutos.

Ahora concéntrate en tu vientre. El abdomen se expande y se llena al inspirar y se contrae al exhalar. Siente el movimiento de tu vientre. Mantén tu mente concentrada durante dos minutos. Como principiante notarás que tu mente está vacilando. No eres capaz de mantener su enfoque. Esto es natural. Su mente comienza a preocuparse, a planear o a analizar una situación. Su mente está perturbada y agitada, lo cual es normal. Suavemente traiga su mente de regreso para concentrarse en su respiración cada vez que se dé cuenta de que su mente está vacilando. Para un principiante este ejercicio no debe durar más de cinco minutos.

Enfoque en la respiración

Ahora, introduce tu mente en tu cuerpo. Su cuerpo está en una postura sentada. Tu columna vertebral está erecta. Está respirando de forma natural y rítmica. Siente la suave fuerza de tu respiración expandir todo tu cuerpo. Tu cuerpo se expande y estás lleno de energía. Siente esta energía en tu cuerpo. Recuerda no forzar la respiración. Su cuerpo se relaja cuando exhala. Siente la relajación en tu cuerpo. Continúe con este ejercicio durante dos minutos.

Concéntrate en la mente

Hasta ahora se han estado concentrando en su respiración que es un proceso interno. Ahora debes externalizar tu mente. Escuche los sonidos a su alrededor. Recuerda que no debes asociar tu mente con ningún sonido. Simplemente debes observar los sonidos. Escuche los sonidos que vienen de lejos y concéntrese lentamente en los sonidos que vienen de la fuente más cercana. No etiquete los sonidos. Debes observar los sonidos como un observador, como un forastero. Después de un par de minutos te darás cuenta de que tu mente está relajada, tranquila.

Controle sus pensamientos

Ahora, trae tu mente para concentrarte en tus pensamientos. Recuerda el proceso: primero enfócate en la respiración seguida por la conciencia del cuerpo. Externaliza tu mente y escucha los sonidos que te rodean. Este proceso es sólo una preparación para el ejercicio real de controlar sus pensamientos y volverse consciente. Al seguir el proceso, usted estabiliza su mente y cuerpo.

Así es exactamente como se realiza la meditación. Del mismo modo, el método Homo Arcticus también le pide que se concentre en la respiración profunda para que el cuerpo y la mente se alineen entre sí. Esto conduce a un estado de ánimo tranquilo y sereno que es necesario mantener en temperaturas extremadamente frías. Ahora echemos un vistazo a los tres componentes básicos del Método Homo Arcticus para lograr la conexión entre cuerpo y mente.

Capítulo 3: Los Tres Pilares

I.   Respiración

Aliento o Prana es vida. Si no hay respiración, entonces estás muerto. Respirar ayuda a todos los organismos vivos a sobrevivir en este planeta. Cuando usted inhala profundamente, sentirá que el oxígeno y el nitrógeno llenan sus pulmones y los hacen crecer. Cuando exhale, sentirá que el aire caliente, es decir, el dióxido de carbono, sale de sus pulmones. Esto contrae los pulmones a su tamaño normal. Ahora te preguntarás si nunca has pensado en respirar (lo cual es normal) para tener una tarea tan importante que desempeñar en nuestras vidas. Respirar es como conducir un coche. Sin el conductor, el coche no puede moverse. Escuchar el ritmo de la respiración puede ayudarle a relajarse y sentirse bien consigo mismo. Esto establece la conexión entre la respiración y la mente. Así es como la mente dicta mensajes a varias partes del cuerpo permitiéndonos controlar los aspectos físicos con nuestra mente subconsciente.

Cuando respira profundamente gana más energía/vitalidad, su tensión se alivia, el estrés desaparece, el sistema inmunológico mejora y los músculos también funcionan bien, especialmente para los deportistas. Respirar bien y profundamente es esencial para los deportes de resistencia y el método Homo Arcticus ofrece justamente eso y mucho más. Dice que la base del éxito de su método es la respiración profunda. Conocido como el *Homo Arcticus*, podía correr descalzo en pantalones cortos y con el pecho desnudo en nieve y hielo sólo porque podía controlar su respiración con la mente.

Los holandeses también hablan del modo de lucha o de huida que tomamos cuando estamos amenazados por fuerzas externas. El miedo al dolor hace que usted se aleje de los deportes o de los ejercicios difíciles. La respiración profunda y la exposición al frío extremo le ayuda a alinear su cuerpo y su mente y a deshacerse del miedo y el dolor. Esto le ayuda a conectar su mente y su cuerpo a un nivel más profundo.

Esto es algo similar al yoga, donde se obtiene el control fisiológico. El punto central es la respiración y el control de la respiración y esto también ha sido reconocido por la medicina moderna. Cuando usted está expuesto al frío extremo y realiza una respiración profunda, hay un aumento de la alcalinidad de la sangre y de la hiperventilación. Esto ayuda a optimizar todas las partes de nuestro cuerpo. Según Dutch, los neurotransmisores en los vasos sanguíneos se comunican con las células para regular los niveles de pH que se producen automáticamente. Cuando controlas tu respiración estás realmente forzando a abrir las puertas de tu mente subconsciente que estaba dormida, lo que a su vez ayuda a tu cuerpo a funcionar en su nivel óptimo. Cada célula se energiza y se convierte en súper célula. En esta etapa puedes incluso probar el método Mindfulness o meditación de escaneo corporal. Algunos pueden sentir que van a llorar. Hazlo, no importa. De hecho, es realmente bueno.

Mindfulness

Tu mente es como una máquina. Sigue funcionando 24 horas al día, 7 días a la semana. Está en constante movimiento de pensamientos, sentimientos, revoloteando de un pensamiento a otro sin fin. Debido a este movimiento continuo, la mente se cansa, se torna aburrida y lenta. La conciencia puede espiar a través de todo esto, pero los pensamientos negativos son más frecuentes y simplemente subyugan la conciencia. Los pensamientos ruidosos y las emociones sombrías nublan tus pensamientos y te metes en un lío. Te pones nervioso y molesto sin ninguna razón. El enojo se asoma y cuando estás enojado agota tu energía haciéndote sentir débil.

Aquí es cuando necesitas practicar la atención. Donde hay atención hay paz, calma y alegría. Estás completamente al tanto de lo que está pasando. Esta conciencia te ayuda a despojarte de los pensamientos negativos y tu mente encuentra el equilibrio.

La preparación, la relajación, la atención y la quietud son las cuatro etapas de la atención.

La preparación se trata de los detalles prácticos de la postura, el lugar y el tiempo para meditar, la actitud y cómo comenzar la práctica de la meditación. Usted se sienta en una posición cómoda y está relajado. Usted puede sentarse en el suelo o en una colchoneta de yoga o en una silla. También puede recostarse en la alfombra. Haz lo que te haga sentir cómodo.

La relajación tiene que ver con tu mente y tu cuerpo. Dígase a sí mismo que va a estar bien y que todos sus problemas serán resueltos y que estará libre de preocupaciones. A medida que te dices esto a ti mismo sentirás que la tensión abandona tu cuerpo y te sientes relajado. A medida que su mente se relaja, se vuelve más clara y usted puede evaluar su situación con claridad. Deja ir los pensamientos no deseados y piensa en el ahora.

La atención es el tercer paso en el que estás consciente de tus pensamientos. Estás libre de juicios y de reacciones. Al hacerlo, eres capaz de pensar con racionalidad y eso te ayuda a alcanzar el éxito. Recuerde que los efectos son profundos, pero es un proceso muy simple.

La quietud a medida que nos volvemos más conscientes, a medida que aprendemos a prestar más atención a lo que estamos haciendo en el momento presente, nos permite notar una verdad fundamental: hay actividad en nuestra vida y hay tranquilidad. Todas estas cosas son posibilidades reales como consecuencia de la meditación regular y tiene sentido comenzar la meditación con cualquiera de estas intenciones en mente. Pero la razón por la que la meditación es el mayor regalo que puedes darte a ti mismo -o, si puedes, dárselo a tu ser amado- es que la meditación nos introduce a nuestra naturaleza más íntima, la verdad de lo que realmente somos. Miras dentro de ti mismo y te haces la pregunta: "¿Quién soy yo? Finalmente sientes que has llegado a un círculo completo.

Un aspecto importante de la meditación son los ejercicios de respiración o Pranayama. Según el hinduismo, Krishna se aferra a las riendas de cinco caballos del carro en el campo de batalla de Mahabaratha, es simbólico para los cinco sentidos del hombre. Esto explica que usted necesita controlar sus sentidos de la vista, el sonido, el tacto, el olfato y el gusto. Así como una tortuga retira sus patas y se esconde en el caparazón, usted necesita retirar sus sentidos y mirar dentro de usted para protegerse. Esta analogía es muy poderosa y ha enseñado a varios sabios/gurús a alcanzar moksha/iluminación. Controlar sus sentidos a través de ejercicios de respiración profunda puede ayudar a aumentar su energía a niveles superiores a los óptimos. Los holandeses también dicen lo mismo de una manera diferente. Ha tomado el control de todos sus sentidos físicos con control mental para sobrevivir bajo el hielo y la nieve. Esto saca a relucir las energías ocultas que están presentes dentro de ustedes, permitiendo equilibrar su cuerpo y mente. Este equilibrio conduce a una salud y vitalidad óptimas.

II.   Terapia de frío

A menudo has oído el dicho "alimenta el resfriado y baña la fiebre". Cuando se corta o se lastima inmediatamente, aplica hielo en el área afectada. El hielo detiene el flujo sanguíneo y ayuda a que la herida sane. También adormece el área afectada y reduce el dolor. Lo mismo es válido aquí también. Cuando te duchas con agua fría, la temperatura de tu cuerpo baja y la adrenalina fluye libremente, dándote energía. Tomar duchas frías aumenta el metabolismo del cuerpo y también ayuda a reducir la grasa. Las temperaturas frías reducen las inflamaciones en el cuerpo. Las hormonas se regulan y esto mejora la calidad de su sueño.

Los escépticos opinan que el Homo Arcticus no está diciendo nada nuevo. Esto es algo que todos ustedes saben y él sólo le está agregando yoga. También es un buen truco de ventas y marketing mostrarlo como alguien único. Pero entonces, cuando lo ves sentado en un cubo de hielo, con el pecho desnudo en sus pantalones cortos durante más de una hora, sientes que hay algo de credibilidad en lo que dice. Se trata, en efecto, de un ejercicio inimaginable que no puede ser realizado por nadie ni por todos.

En 2014 el investigador holandés Matthijs Kox y su equipo querían investigar sobre la técnica del Homo Arcticus. Su equipo monitoreó a las personas que siguieron el método Homo Arcticus durante 10 días y evaluó su sistema inmunológico. También revisaron el sistema inmunológico de las personas que no siguieron el método. Inyectaron un líquido inflamatorio en personas de ambos grupos. El grupo que siguió el método Homo Arcticus tuvo niveles más bajos de inflamación y no fue afectado por náuseas y fiebre; mientras que el otro grupo fue afectado severamente. Aunque los investigadores no sabían por qué la exposición al frío y la respiración debían afectar la actividad inmunológica, sí creían que el pico de adrenalina podría jugar un papel. Kox concluyó que la adrenalina es la clave y que el cuerpo responde al estrés. También dijo que las citocinas son bajas en las personas que realizan el Método Homo Arcticus, lo que lleva a un aumento de la proteína antiinflamatoria en el sistema inmunológico.

También fuera de Europa se están llevando a cabo estudios de larga duración y el holandés se somete a estudios y experimentos. Él cree que "normalmente, cuando la adrenalina sube en el cuerpo, el cortisol también sube. Pero cuando usted está en la respiración profunda y en las duchas frías, el cortisol es comparativamente bajo y le hace estar calmado y sereno. No sientes el dolor ni los escalofríos del frío.

Los atletas siempre se lavan la cara con agua fría para sentirse refrescados. En el método Homo Arcticus, las duchas frías o permanecer en temperaturas frías mejorarán tu rendimiento deportivo, ya que la descarga de adrenalina te permite rendir al nivel óptimo. Los deportistas se inyectan hormonas y cortisona antes de un partido y acaban siendo eliminados por el consejo de deportes por prácticas poco éticas. La mejor solución es optar por el método Homo Arcticus, que puede permitirle obtener mejores resultados y dar más de lo mejor en los eventos deportivos.

III.   Compromiso

El tercer aspecto del método es el compromiso. Lo que sea que usted haga, necesita tener enfoque y compromiso para lograr el éxito. Los otros dos aspectos del método Homo Arcticus requieren constancia y pasión. Sólo entonces podrás dominar el acto de conseguir control completo de su cuerpo y mente.

Concentrarse en las cosas importantes de la vida es fundamental para el éxito. Imagínate la luz del sol difusa cayendo sobre ti. Al mismo tiempo, piense en la misma luz solar que cae sobre usted a través de una lente. ¿Qué vas a sentir? El lente enfocará la luz del sol y usted sentirá la intensidad que quema su piel. Esto es enfoque. De hecho, la palabra foco se deriva del punto focal de una lente.

Lo que he discutido es el poder del enfoque físico. Pero es cierto, de hecho más cierto, que el enfoque físico. El poder de enfoque es realmente indiscutible. Incluso la persona más tonta entiende lo que significa concentrarse. Lo que es más importante, fructífero y deseable es saber en qué centrarse. De niños, se nos dice que trabajemos más duro en nuestros temas débiles. Como resultado, cada vez dedicamos más tiempo a dominar nuestros temas débiles. Al final no llegamos ni a sobresalir en nuestras asignaturas favoritas ni a dominar las más pobres. Este resultado aparentemente paradójico no debería ser una sorpresa. Pero así es, es decir, nos sorprenden los resultados después de todo. ¿No deberíamos concentrarnos en temas que disfrutamos leyendo, en los que nos destacamos y en los que nos dan placer? De hecho, esto sería lo ideal. ¿Qué pasa con los temas en los que somos pobres? Tenemos que ignorar despiadadamente esos temas. De lo contrario, resultaríamos igualmente pobres en todos los temas, lo que obviamente es un resultado indeseable. Esto es lo que quiero decir con enfoque. En lugar de volvernos mediocres, debemos intentar superarnos.

Esta poderosa lección continúa a lo largo de tu vida. Como empleados, empresarios, empresarios y profesionales, usted tiende a perder la concentración. Poco a poco, te metes en un atolladero de confusión y finalmente caes en la trampa de la mediocridad. Hay quienes se unen a los cursos de gestión del tiempo. Y otros sienten que más gente significa más trabajo realizado. Nada puede ser más lejos que la verdad.

La clave para enfocarse es enfocarse. Elimine todas las cosas y actividades que no apoyan sus objetivos a largo plazo. Haga preguntas. Busque respuestas desde dentro. ¿Esta actividad en la que usted está involucrado es parte de su meta o es simplemente otra actividad? La claridad de pensamiento es importante. Usted debe anotar sus metas y las actividades que emprendería para lograr esto. Al principio esto puede parecer una gran lista de lavandería. Redúzcalo a unos pocos; alrededor de cinco actividades deberían ser suficientes. Deshágase de otras actividades asignándolas a subordinados o en este mundo moderno puede subcontratarlas. Mantenga su enfoque y manténgalo simple.

Capítulo 4: Invertir el 2% de la Energía Para Alcanzar el 100% de Efectividad

Usted puede preguntarse: ¿dónde está el tiempo para practicar cuando estamos ocupados corriendo para ganarnos la vida? Cierto. Todos nosotros necesitamos ganarnos la vida y no tener tiempo para comer una comida adecuada, y mucho menos para practicar la meditación y las técnicas de respiración. El atleta holandés dice que todo lo que tienes que hacer es dedicar el 2% de tu tiempo de vigilia a esta técnica y verás resultados sorprendentes. Digamos, por ejemplo, que te levantas a las 6 de la mañana y corres al trabajo a las 7.30 de la mañana; te levantas diez minutos antes de las 6 de la mañana para practicar la técnica de respiración. Si no puede levantarse por la mañana, practique a respirar por la noche después de las horas de trabajo. Una vez que regrese a casa del trabajo, descanse un rato, termine de preparar la cena y luego realice la técnica de respiración con el estómago vacío. También puede tomar una ducha fría antes de acostarse. No sólo te relajará, sino que también te inducirá a dormir bien.

Diez minutos es todo lo que necesita en un día para hacer de la técnica de respiración un hábito. Todo lo que necesitas es una mente positiva y motivación.

La motivación es la voluntad general de hacer algo con entusiasmo y fervor. Es un proceso interno que incita a una persona a avanzar hacia su objetivo. Una vez que estás motivado para hacer algo, tu confianza recibe un impulso y empiezas a ir por el camino que te has propuesto lograr.

Para empezar necesitamos quererlo primero. La motivación puede ocurrir una vez que tienes un pensamiento positivo. Entonces puedes seguir lo que desees con pasión. A menudo las personas son perezosas y no están orientadas a objetivos y así es como pierden el enfoque en la vida. Esto los empuja hacia el fracaso y pierden la confianza en sí mismos. Aquí, mantenerse motivado es la clave del éxito. Manténgase positivo y esfuércese, piense con claridad e identifique sus puntos fuertes. Automáticamente estarás en el camino del éxito. Esto le ayudará a aumentar su autoestima.

Las acciones comienzan con pensamientos

Otro factor importante que nos eleva de lo ordinario a lo superhumano son nuestros pensamientos. Nunca pensamos, nunca creemos en nosotros mismos y por lo tanto nunca tenemos éxito. Toda actividad humana comienza con un pensamiento. Esta semilla finalmente da lugar a un árbol que da fruto. Por lo tanto, nuestros pensamientos son fundamentales para nuestro éxito. Si pensamos en términos de abundancia, nuestras ideas y procesos de pensamiento captarán las señales. Estas señales positivas actuarán como semillas que llevarán a la acción. Este es un ciclo de abundancia en el cual una actividad que comienza con un pensamiento lleva a otro y eventualmente resulta en éxito.

Despertando el espíritu dentro de ti

El espíritu interior es una entidad poderosa. Si crees que puedes, entonces lo harás. Si crees que no puedes, no lo harás. Mantener la moral alta no es fácil. Enfrentan tantos problemas en su vida diaria que agotan su espíritu y energía. Usted puede superar este sentimiento pensando positivamente. Usted puede elevar su estado de ánimo mirando las cosas de una manera más optimista. Despertar tu espíritu simplemente significa entender el poder que está allí dentro de ti. Una vez que desaten este poder, comenzarán a sentirse súper poderosos y fuertes. Tu espíritu interior es la clave para esto. Abrirá las puertas al éxito. Este espíritu está inactivo en la mayoría de ustedes debido a varias razones. Te dicen que la mayoría de nosotros somos gente común y corriente y que no debemos soñar con llegar a ser grandes. Tu espíritu es reprimido con estos argumentos. No debe permitir que esto le suceda a usted. Deben elevarse por encima de estos argumentos mezquinos y dejar que el espíritu despierte desde adentro.

Volviendo a tomar tiempo fuera de su rutina, si usted está despierto por 14 horas en un día, todo lo que necesita hacer es tomar el 2% de su tiempo para practicar el método Homo Arcticus. Usted tiene que mantener el tiempo libre para sus abluciones diarias; así que tome 4 horas fuera. Digamos que 10 horas es lo que tienes en la mano; eso son 600 minutos. Saque el 2%, es decir, 12 minutos para practicar las técnicas de respiración. Verás un efecto del 100% que te vigorizará para llevar una vida libre de enfermedades y feliz.

Capítulo 5: Beneficio del Método Homo Arcticus

El método Homo Arcticus tiene varias ventajas. El equilibrio físico y mental y el control mental son los beneficios más importantes de esta técnica. También hay otras ventajas como mantener una buena salud y reducir las enfermedades. A menudo sientes que si no tienes ninguna enfermedad, entonces estás sano. Eso no es cierto. Para estar saludable, usted necesita estar por encima de sus niveles de energía. Rebosante de alegría, energía positiva y abundante confianza es estar saludable. El método Homo Arcticus te ayuda a conseguirlo.

Desde que la vida se ha vuelto más estresante, el mundo se ha vuelto más abarrotado y han surgido más problemas mundanos, muchas personas están encontrando consuelo, seguridad y felicidad en unos pocos minutos de contemplación y meditación en un día. La técnica del Homo Arcticus puede ayudar al usuario a enfocar sus pensamientos y bloquear cualquier distracción para experimentar el placer del silencio durante un momento del día.

Beneficios Físicos

Los beneficios pueden ir desde aliviar los dolores de cabeza por migraña hasta relajar los músculos acalambrados, pasando por un simple momento de puro placer, satisfacción y tranquilidad. Los calambres de estómago, los dolores musculares, la congelación de los hombros debido a la diabetes se pueden controlar a través de ejercicios de respiración. Las técnicas de respiración profunda ayudan a que el oxígeno viaje por todo el cuerpo al revitalizar todos los órganos. Incluso se ve que la presión arterial y el azúcar en la sangre están bajo control con la ayuda de la meditación.

La meditación actúa como un purificador de sangre. ¿Sorprendido? Bueno, en efecto lo es. Cuando el oxígeno fresco entra en el cuerpo a través de los ejercicios de respiración profunda realizados y su mente se concentra en un solo objetivo de deshacerse de cualquier enfermedad que se le haya infligido, la meditación ayuda a limpiar su ser interior. Al hacer esto, bombea sangre fresca al área afectada, ayudando así a sanarla. Aquí hay algunos otros beneficios físicos del método Homo Arcticus.

- Aumento de la energía

- Dormir mejor

- Mayor concentración y determinación

- Rendimiento deportivo mejorado

- Aumento de la fuerza de voluntad

- Reducción de los niveles de estrés (alivio del estrés)

- Mayor tolerancia al frío

- Recuperación más rápida

- Creatividad mejorada

- Sistema inmunológico más fuerte

Hay varias personas que responden por el Método Homo Arcticus para curar la artritis, el asma, el dolor articular, el reumatismo, la esclerosis múltiple y la depresión.

Beneficios Mentales

Paz interior - Uno de los beneficios más importantes que la meditación puede tener en la vida de una persona es la paz interior. Mucha gente hoy en día, en este mundo estresante en el que vivimos, quisiera experimentar más paz interior en sus vidas. La paz interior puede, a veces, parecer esquiva porque la vida en estos tiempos modernos se ha vuelto tan agitada.

Es a través de la meditación que se nos puede enseñar cómo apagar el ruido de la mente provocado por este mundo ocupado y estresante. A través de la meditación, se nos enseña a no enfocarnos en todos los pensamientos que pasan y que obstruyen nuestra mente. La meditación puede enseñar a los individuos cómo obtener un estado mental claro. Y a través de esto, se puede lograr el secreto de sentir verdadera paz interior.

Combatir el estrés - Uno de los beneficios para la salud que proporciona la meditación es que es una solución práctica para combatir el estrés. Es a través del estrés que pueden surgir muchos problemas de salud. Al aliviar el estrés a través de la meditación, las personas pueden ser capaces de reducir la presión arterial y reducir el riesgo de enfermedades relacionadas con el corazón.

Introspección- A través de la meditación, también puedes descubrir un sentido real de quién eres realmente. Para descubrir tu verdadero yo, depender únicamente del intelecto puede no ser suficiente. Necesitas estar consciente de tu propia alma y para esto puedes necesitar ir más allá de la mente (cavar más profundo). A través de la meditación, las personas pueden ser más conscientes de la esencia espiritual de la vida. Descubrir esto nos ayudaría a sentir un nuevo propósito en la vida. La meditación puede ayudar a simplificar nuestras vidas. La vida hoy en día consiste en una gran cantidad de desorden y equipaje no deseado, que en realidad no son necesarias, pero no se dan cuenta de ello. Una vida problemática no puede contener más que tensión y preocupaciones. Al aprender a meditar, la gente puede desarrollar el aprecio por la simplicidad de la vida.

Ser feliz - La meditación también puede ayudar a una persona a conocer la felicidad. Aprender a meditar puede ayudar a las personas a sentir verdadera felicidad porque les permite estar más en sintonía con su ser interior. Cuando nos volvemos más conscientes de nuestro propio corazón y mente, podemos experimentar un sentido de unidad con los demás y con las cosas que nos rodean. Esto traerá un sentido de felicidad que no es causado por meros eventos externos. Esto también mejora las relaciones.

Capítulo 6: Experiencias de las Personas

Ed Latimore es un estudiante de pregrado, un deportista, un escritor que está en una relación. Maneja el estrés de todos los ámbitos de la vida, ya que necesita practicar sus deportes y centrarse en sus estudios, actualizar su blog y mantener a su novia feliz. Uf! Esto lo empantanó. Quería reducir el estrés y mejorar la productividad. Su acto de equilibrar el deporte, los estudios y la vida personal lo agotó. Nunca podría sobresalir en nada. Fue entonces cuando se enteró del Método Homo Arcticus y quiso probarlo.

Como estudiante de Física se mostró escéptico de probar este método. Pero entonces pensó que no había ningún daño; después de todo, respiraba y no causaba efectos secundarios. Intrigado y decidiendo que no tiene nada que perder, compró la técnica Homo Arcticus y la probó. La técnica de respiración es similar a la meditación y los monjes del Himalaya la realizan regularmente. Todo lo que sugiere es que tomes 30 respiraciones de poder y una vez que termines, tomas una última respiración larga y luego contienes el aire por un rato antes de que te vayas. No uses la fuerza aquí. Repite esto 3 veces y habrás terminado con el ejercicio de respiración. Puede tomar de 5 a 10 minutos para recuperarse. Si se siente cómodo, también puede hacerlo dos o tres veces en un día.

Ed Latimore también toma duchas frías. El temblor inicial cuando el agua fría toca su cuerpo es controlado por el poder de la mente y eso le ayuda a equilibrar su cuerpo y mente. Ed ahora tiene más claridad en los estudios, se enfoca en sus deportes y se relaja con su novia ya que tiene el control de su cuerpo y mente. Para saber más sobre él puede visitar

edlatimore.com/wim-hof-method-review/

Hay muchas personas que han evitado cirugías gracias al Método

Homo Arcticus. Visite su sitio web para obtener más información sobre las experiencias de las personas.

Hemos llegado al final del libro. Gracias por leer y felicitaciones por llegar hasta aquí.

Si el libro le pareció valioso, ¿puede recomendarlo a otras personas? Una forma de hacerlo es publicar una reseña en Amazon.

Haga clic aquí para dejar una reseña de este libro sobre Amazon!

Gracias y buena suerte!

Conclusíon

Ahora que ha leído el libro, siga adelante y comience a practicar las técnicas de respiración profunda. No requiere mucho tiempo ni esfuerzo. También puede practicarlo a la hora del almuerzo en su oficina. No hay efectos secundarios para esto. Si se siente mareado, entonces detenga la técnica de respiración. Combínelo con una ducha fría para relajar sus músculos y ganar control mental también. Si usted es un deportista, practique sentándose en un cubo de hielo. Al principio, sólo mantenga los pies/piernas y las manos durante unos minutos. Aumente lentamente el tiempo. El entumecimiento desaparecerá y usted aprenderá a controlar los escalofríos con su mente. Esto ayudará en gran medida a tolerar el dolor y a curarlo completamente.

No tienes nada que perder y todo por ganar practicando el método Homo Arcticus.

www.ingramcontent.com/pod-product-compliance
Lightning Source LLC
Chambersburg PA
CBHW051141250726

48655CB00007B/3172